DIALOGUE

Entre M. POUGENS, médecin, et M. B.***, aspirant, médicastre, au sujet d'un libelle ayant pour titre : » *Sixième Rapport fait au Comité de vaccine de l'arrondissement de Millau, par le chirurgien* DESMONDS.

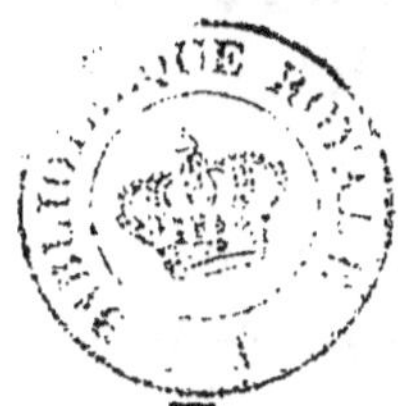

> Une foule profane inonde le parvis du temple où l'on encense le Dieu d'Épidaure ; trop de facilités lui en applanissent l'accès.
>
> RICHERAND, *Err. pop.*, *pag.* 190.

B. IL y a quelque chose de nouveau aujourd'hui. J'ai rencontré le chirurgien Desmonds par toute la ville ; il allait de chez M. C. chez M. D., de chez M. D. chez M. V., ayant un air de satisfaction plus qu'ordinaire sur toute sa personne.

P. Je m'en vais vous le dire : c'est que sa brochure ayant pour titre : *Sixième Rapport fait au Comité de vaccine*, vient de sortir de dessous la presse. Il l'avait distribué hier à ses protecteurs :

> . . . . Essayant son ouvrage,
> Il vient des connaisseurs moissonner le suffrage.
>
> DUVAL, *Man. des Gr.*

B. Comment ! son rapport de l'an passé ! il l'avait lu depuis six mois à tous ceux qui avaient voulu l'entendre ; il en parlait sans cesse comme d'un chef-d'œuvre. L'un lui corrigeait un mot, l'autre un autre. Il paraît même qu'on lui en a dicté plus d'un morceau, notamment toute la page 51. Je l'ai lu d'un bout à l'autre, quoique je ne l'aie pas par-tout compris : je n'osais vous en parler, crainte de vous faire de la peine, car vous y êtes mal mené.

P. Le voilà. Il m'a été adressé de la sous-préfecture, comme membre du Comité ; celui-ci en a voté l'impression. Je l'ai lu aussi. Je le trouve bien écrit, et sur-tout très-véridique.

B. Voilà la brochure où j'ai marqué les morceaux les plus indécens et les plus malhonnètes vomis contre vous, tels entr'autres que les suivans: *bien de mauvaise foi*, pag. 10 et 33 ; *bien ignare*, pag. 10 ; *plus adroit que le plus fameux empirique*, pag. 36 ; *fou*, pag. 47 ; *cerveau creux, vil détracteur*, pag. 57 ; *faux, menteur* en vingt endroits, sans parler *des écarts d'une plume errante ou d'une imagination ridicule*, pag, 69 : ce qui est assez ridicule, et sans compter les antiphrases qu'on vous y adresse par-tout.

P. S'il avait ajouté *charlatan*, il ne m'aurait rien laissé à dire.

B. A vous-même ?

P. Assurément.

B. Cependant, tout le monde avait remarqué la manière plus qu'honnète dont vous parliez du sieur Desmonds dans votre mémoire.

P. Ce style ne lui convient pas ; il faudrait en prendre un autre. Mais, qu'il se rassure, son langage ne sera jamais le mien : je me respecte trop pour cela ; encore plus les personnes qui me font l'honneur de me lire.

B. Comment ! vous ne paraissez pas fâché de toutes les sottises qu'on vous dit dans ce véritable libelle ? Pour moi, j'en suis révolté ; et si cela me regardait, je répondrais vertement à son auteur. Comme je vous l'arrangerais !

P. Pourquoi ? il y a des individus si supérieurs par eux-mêmes, et par la considération dont ils jouissent, qu'on se trouve fort honoré de leurs insultes.

B. Je vous serais bien obligé de parcourir cette brochure un moment avec moi, afin de m'en éclaircir quelques passages. D'abord, au frontispice, je ne vois pas clair aux titres que se donne le sieur Desmonds : *chargé du service de santé de la maison d'arrêt et de l'hôpital, etc.;* de quel service s'il vous plaît ? vous êtes médecin en seul de ces deux établissemens ; le chirurgien y exécute vos ordonnances quand il y va : que ne se dit-il donc tout bonnement chirurgien des prisons et de l'hospice ?

P. Et médecin vaccinateur, docteur, pourquoi oubliez-vous ces titres qui lui sont si chers ?

B. Médecin, docteur, dites-donc docteur en chirurgie, ou chirurgien, ce qui est la même chose:

encore l'a-t il été bien commodément, car il n'a fait aucune étude.

P. Que dites - vous-là ! Comment aurait-il eu le diplôme de docteur en chirurgie sans donner des preuves d'instruction ! Ne connaissons-nous pas d'ailleurs sa grande érudition ! Elle ne s'acquiert que par de longues études ; je vous en préviens.

B. Bah ! de l'érudition, il na pas étudié une heure dans toute sa vie ; nous connaissons son histoire à Millau ; la voici en deux mots : après les premières années de la révolution, il partit pour l'armée ; un de ses parens qui y était chirurgien le fit ensuite employer en la même qualité. Cela a été si facile pendant la révolution , que je connais deux avocats qui, pour se soustraire à la réquisition , ont servi comme chirurgiens , pendant deux ans à l'armée d'Espagne , quoiqu'ils ne sussent pas un mot de chirurgie. Le sieur Desmonds ayant resté plusieurs années à l'armée, s'en retira et alla prendre un diplôme à Montpellier.

P. Ce ne peut pas être le cas de notre grand chirurgien ; et malgré toutes les plaisanteries sur les facultés , elles ne reçoivent pas docteur si légérement.

B. Recevoir ! à la bonne heure ; mais admettre, c'est différent : voici comment. La loi de Bonaparte qui a rétabli le doctorat, porte, titre 2 ,

(5)

art. **XI.** *Que les chirurgiens qui ont été employés comme officiers de santé de 1.*ere *classe, pendant deux années, dans les armées de la république, recevront le diplôme de docteur en chirurgie, sur la présentation d'une simple thèse.* S'il avait fallu fournir des certificats d'étude et subir des examens, comment aurait fait notre chirurgien pour donner ces preuves de capacité ? Tous les chirurgiens sont donc aujourd'hui docteurs en chirurgie, comme autrefois on les recevait maîtres en chirurgie : à Villefranche, pour ce département, où M. Bascoul fut reçu ; avec cette différence pour les chirurgiens d'armée, qu'on est obligé de leur délivrer un diplôme sans examen et sans certificats d'étude. C'est ce qui fait tant crier toutes les écoles de médecine, notamment celle de Montpellier. M. Baumes est curieux à entendre là-dessus, comme je l'ai lu dans son journal que vous recevez.

P. Qu'importe ? je tiens ce chirurgien pour très-habile et très-instruit ; il y a plus de dix ans que je me suis convaincu de son vaste savoir. On le reconnaît sur-tout à son excessive modestie. C'est là la pierre de touche de la supériorité des talens.

B. Comment ! il fait donc tout sans avoir rien appris ! sans étudier il est devenu docte ; ma foi en ce cas, je laisse là les livres.

P. C'est qu'il y a des individus, mon cher, qui

sont si heureusement nés et qui ont tant de dispositions, qu'ils acquièrent le savoir, en quelque sorte, par inspiration. Mais, laissez-là l'auteur, passez-donc à l'ouvrage et dépéchez-vous.

B. On lit après le titre, l'épigramme de Martial suivante : *Le premier devoir de l'homme c'est d'étre juste et vrai.*

P. Que parlez-vous d'épigramme ! dites donc épigraphe. C'est le nom qu'on donne à une sentence que les auteurs mettent au frontispice de leurs ouvrages, et qui en indique l'objet.

B. Pardon de mon ignorance, mais, je croyais que Martial n'avait composé que des épigrammes, et j'en voyais une assez bonne, dans l'épigraphe du sixième rapport.

P. Voila l'ouvrage de Martial, et un livre très-rare, car c'est un Elsevir. *Val. Martialis Epigrammaton libri XIV.* Vous voyez bien que l'ouvrage étant en latin et en vers, notre érudit n'aurait pas manqué de le citer dans la langue des savans. D'ailleurs je n'ai rien trouvé dans Martial qui ressemble à la sentence du sieur Desmonds. Quoi qu'il en soit, l'épigraphe nous promet des faits de la plus grande exactitude. C'est là l'essentiel ; car les faits restent immuables, tandis que les raisonnemens sont de tous les temps.

B. En voici des faits, et des plus exacts : notre auteur commence par avouer, page 4, qu'à cause *de la mort du jeune Benesech et des insinuations perfides*, etc., il ne fut plus permis de vacciner en 1817. Voilà donc ses vaccinations arrêtées dès leur principe. Comment donc a pu faire notre grand vaccinateur, pour vacciner cette même année, 1664 enfans, comme il l'a déclaré à la mairie ?

P. C'est que le propre des grands hommes est de faire toujours des choses extraordinaires.

B. Comment! voilà du latin, je crois! page 6, cependant le sieur Desmonds, ne l'a jamais étudié. Est-ce que les dispositions naturelles font qu'on sait aussi le latin sans l'avoir jamais appris! dans ce cas, les miennes sont bien nulles, car je n'en entends pas un mot.

P. Il doit savoir le latin notre docteur, car il est trop modeste pour parler une langue qu'il n'entendrait pas. Il est vrai qu'il lui a échappé des erreurs qui pourraient induire les malins à penser qu'il est peu fort dans cette langue, et même qu'il n'a jamais lu les auteurs qu'il cite. Car il est pénible de voir leurs noms étrangement éstropiés, et le latin défiguré : de lire, par exemple, *Hernam* pour *Huxham*, *Sydénam* pour *Sydenham*, *Audier* pour *Odier*, *Lock*, page 62, pour *Locke*, *Colera morbus* pour *Cholera morbus*, *de aere et morbis épid.* Ce qui ne peut être traduit que par, de l'airain, du cuivre, du laiton et des maladies épidémiques. Pourquoi le médecin qui lui a fait placer *Huxham*, dans

(8)

l'errata, ne lui a-t-il pas corrigé les autres mots,
Ou pourquoi les savans de sa coterie ne lui ont-
ils pas évité un pareil scandale?

B. Sa Coterie! qu'elle se mette en quatre, qu'elle
se mette en vingt, elle n'en fera jamais rien,
je le lui prédis.

P. Au rapport, M. le Prophète.

B. Monsieur? voici des mots français que je
n'entends pas plus que s'ils étaient grecs. Expli-
quez-moi, je vous prie, ce que signifie *la dispo-
sition du type constitutif de l'atmosphère*, et *l'éma-
nation abondante des divers agens délétères qui
la viciaient d'autant*, page 7; *les amoralies ou
anomalies*, page 5; *dès l'invasion de la maladie,
les prodromes sont très-alarmens*, page 7; *dispa-
rition des prodromes, suite d'éruption*, page 24;
figure hypocratique, page 12; et les trois ou quatre
phrases après le jeune Benesech, pages 3 et 4,
que personne n'a pu comprendre?

P. Je ne comprends pas bien non plus; c'est
sans doute un effet de notre ignorance.

B. *Fourmier*, page 21. A la bonne heure! voilà
du patois que j'entends fort bien. Mais les *prodromes*, répétés en plus de vingt endroits, m'of-
fusquent étrangement. Sont-ils grecs ou latins?
ils sentent furieusement le grec.

Du grec! ô ciel! du grec! il sait du grec, ma sœur?
Ah! ma nièce, du grec!

Femm. sav.

P. Excusez-moi, Monsieur, je n'entends pas le grec. Mais, est-ce qu'il est nécessaire de comprendre tout ce qu'on lit ? Il est bon que le lecteur soit tenu à une juste distance par quelques mots obscurs qui lui donnent une haute idée de la science profonde et du talent éminent de l'écrivain.

B. Tenez, voilà le Dictionnaire de médecine, qui porte : PRODROME *se dit des signes avant-coureurs des maladies.* Lors donc qu'une maladie a fait son invasion, il ne peut plus y avoir de prodromes, puisque leur essence est de les précéder.

P. A la bonne heure. Mais notre savant voulait dire symptômes ; et les mots rimant assez, il est facile de se méprendre.

B. Quant aux *animalies,* si fréquentes dans ce rapport, à la bonne heure ! Mais le mot *figure hypocratique* ne se trouve pas dans le Dictionnaire.

P. On dit *face hippocratique.* Cette expression est synonyme de mortelle, chez tous les auteurs, quand elle est accompagnée de *sueurs froides,* des *yeux enfoncés, d'un pouls petit et intermittent,* page 12.

B. Lors donc que j'aurai la face hippocratique, je crois bien de n'en pas revenir du tout, comme le malade du docte Desmonds, qui, après avoir eu la figure mortelle, se trouve guéri un moment après.

P. C'est qu'avec un si habile praticien on peut

avoir impunément la figure mortelle, on n'en est pas moins sûr de ne pas mourir. N'avez-vous pas entendu dire d'un médecin, qu'il attendait ses malades à l'agonie de la mort pour les guérir, et qu'un autre ne guérissait que les incurables? Voilà de la véritable gloire, de guérir dans ces circonstances un peu difficiles!

B. M. Broussonet est resté dans l'incertitude sur la nature de la maladie qui a paru sur les vaccinés en 1816 à Montpellier; j'ai grande peur pour votre ancien maître! Jugez-en par cette phrase du terrible critique p. 7 : *Il ne serait pas difficile de lui prouver de la manière la plus claire que ce n'était qu'une petite-vérole volante plus renforcée.*

P. Que voulez-vous! il sera très-pénible de voir ce célèbre professeur confondu. En vérité vous devriez prier notre érudit sans pareil, de ne pas écraser de toute sa science le doyen de la faculté de Montpellier.

B. Je trouve encore à la page 6, que l'épidémie varioleuse, qui régna à Londres en 1667, 68, 69, avait déjà régné à Montpellier en 1816.

P. Eh bien! ce miracle peut-il vous étonner, de la part de quelqu'un qui guérit de la mort! Comment! votre savoir ressuscite les morts?

B. Page 8, une morsure d'une puce.

P. Ne vous amusez-pas à ramasser des puces, quand vous avez tant d'autres choses.

B. Voici qui vous mettra la puce à l'oreille,

Elie Gui, les deux *Castan*, *Andrieux*, *ayant eu la varicèle*, *ont éprouvé un mois après la variole*, page 28. *Cependant le docte antivac-ciniste avait décidé que la première maladie était la variole.* Cela vous regarde un peu je crois ?

P. Pour ces faits ils sont entièrement controu-vés ; M. Gui, pharmacien, attestera que je lui avais dit au contraire, que c'était la varicelle ; quand aux autres trois malades, je n'en ai ja-mais entendu parler, je n'ai vu aucun cas de récidive de variole ; j'en avais parlé, sur la seule assertion de notre exact historien. J'ai vu, il est vrai la varicelle, et quelque temps après la va-riole, chez la petite Prestat ; n.º 23 de mon mé-moire.

B. *Postérieurement de la variole ; dessiller quel-qu'un ; duplicité de la variole ; préservatrice*, page 3o. Cela est-il bien français ?

P. Pas absolument ; ce sont sans doute des beautés de nouvelle invention. Mais faites-moi grâce de la diction élégante de cet ouvrage ; *il est vraiment intéressant, par la pureté du style, la force du raisonnement, et sur-tout le grand fonds de vérité qui y préside*, page 51.

B. *La duplicité ne fut jamais épidémique, page* 3o.

P. Ah ! tant mieux !

B. *Les observations les mieux constatées, en viennent à l'appui*, page 31. *Le monde médical,*

et l'Europe entière, étonnés d'assertions aussi ha-
sardées, je dirai même fausses, et d'une opinion
tout à fait erronnée.

P. Quel beau *crescendo !* Puis l'Europe entière
qui doit lire ma brochure : peste ! que d'éditions
et de traductions !

B. Vous avez dit, que plus de 200 vaccinés
avaient été pris de la variole à Millau , en 1817.
Le savant secrétaire nous assure, qu'il n'y en a a
eu en tout que 70.

P. Il y en a eu plus de 300. M. Visseq ayant
commencé un récencement, en a trouvé 84 dans
la rue du faubourg , et dans la rue qui va du
Mandaroux à l'hôpital , d'un côté seulement :
qu'on juge par approximation ?

B. Pour le coup , l'exact chirurgien vous
tient : vous avancez que vous avez été en juin
à l'hospice ; que vous y avez vu des petites-
véroles en juillet : les *faits sont faux, et c'est de*
l'aveu de la respectable supérieure , page 37, 38 :
ce ton d'assurance ne prouve - t - il pas qu'il a
raison ?

P. La véracité connue du sieur Desmonds est
une terrible preuve contre moi ; cependant les
sœurs de l'hospice sont indignées, de ce qu'on
leur fait dire précisément le contraire de ce
qu'elles ont dit et vu. La sœur Marthe en par-
ticulier, qui m'accompagnait tous les jours à
la visite des malades , certifiera que j'ai vu et

soigné, plus de vingt varioleux dans le courant de juillet.

B. A la page 44, le savant des savants, décide d'une manière tranchante, selon sa coutume, que la *petite-vérole innoculée est toujours discrète, peu nombreuse et point confluente* : cela est-il exact ?

P. Pas tout à fait : les médecins savent le contraire. J'ouvre le meilleur ouvrage qui existe sur la petite-vérole, celui de MM. *Valentin* et *Desoteu* ; j'y trouve, page 124 : « nous avons remarqué qu'il y a un innoculé sur cent, chez lequel la variole ne soit pas discrète ». M. Hugo a, comme moi, communiqué une variole confluente, par l'innoculation de la variole d'un vacciné, voyez page 62 de mon mémoire. M. le docteur Chrestien vient de m'écrire, que lui et le docteur Roucher avaient été en butte aux plaisanteries et aux sarcasmes des ardens vaccinateurs pour avoir reconnu la petite-vérole, chez les vaccinés ; « *on prétendait que nous nous étions trompés ; une inoculation faite avec plus d'un varioleux vacciné, plusieurs années auparavant, procura une infection qui ne laissa pas le moindre doute. On voulait nier l'existence de la petite-vérole, et par accommodement, on prétendit qu'il y avait eu des pustules varioleuses, et d'autres vaccinales. Je ne vous rapporterai pas toutes les absurdités qui furent débitées dans cette occasion, je suis enchanté*

que vous ayez eu un meilleur esprit que les vac-
cinateurs de Montpellier ; votre opuscule ne peut
que rendre le plus grand service à la vaccine ,
en présentant les faits tels qu'ils sont. On voit
briller chez vous la bonne foi , l'ordre et la mé-
thode , etc. etc. ».

Nous lisons , dans l'ouvrage de M. Valentin , page 233 : « Qu'il existe une petite vérole ino- culée de courte espèce , reconnue par le docteur *Dimsdale* et par le docteur *Frewin* ». Celui-ci la nomme *espèce douce , espèce moussée* et encore *espèce courte.* « Cette maladie achève son cours en neuf jours. Quelques boutons sont venus à suppuration ; les autres se sont séchés , et la ma- ladie a été si légère , qu'on aurait douté que ce fut la véritable variole , si d'autres circonstances n'eussent prouvé qu'elle était légitime ». Voilà donc notre petite - vérole mitigée possible.

On trouve aussi , dans le traité susdit , page 295 , plusieurs exemples que la fièvre d'invasion de la variole , préserve certainement de la maladie , et la décision formelle qu'elle équivaut à une petite vérole avec éruption : ce qui forme *la variola , sine variolis* des auteurs.

B. Nous voici aux deux inoculations qui don- nent tant d'humeur au fameux chirurgien.

P. Ce n'est pas sans raison , il a beau déna- turer, tronquer , changer complètement les faits et les arranger à sa guise , ils sont encore si désespérants pour les *varicellans*, et tel est le pouvoir de la vérité , qu'on l'aperçoit encore à travers tout ce qu'on a fait pour l'obscurcir. Il dit, pages 43 et 44, que les *premiers symptômes s'annoncèrent le* 10, pour Félice, tandis que ce fut le 14; que *l'éruption a commencé le cinquième jour de l'insertion*, *sur* Rosalie, lorsque ce ne fut que le 10.eme; *que dans l'inoculation, dès le second jour, les malades sont entièrement guéris.* Que d'exactitude et que d'érudition dans ces deux pages ! Si l'on veut voir quelque chose d'encore plus curieux, on n'a qu'à lire , si l'on en a le courage, les observations n.ºs 1, 5, 6, 11, 12, 14, 17, on y verra le docteur *bénéficiaire*, prendre les taches rouges qui caractérisent le commencement de l'éruption variolique , pour autant de fièvres miliaires, qui disparaissent dans quelques heures , et que notre docteur clairvoyant aperçoit sous le derme, ou dessous la peau, page 13. Tudieu ! que de clarté, que d'instructions on trouvera dans les 24 premières pages sur-tout du sixième rapport ! Quel savant, qu'un pareil savant ; et quel sujet précieux pour un comité !

Veut-on d'ailleurs se convaincre que notre chirurgien, à force de dénaturer les faits de nos inoculations, n'a plus su les faire coïncider entr'eux, et que l'auteur ni le lecteur ne peuvent rien comprendre à tout ce qu'il a imaginé pages 42,

43 , 44 ; comparez les deux morceaux suivants. « *Félice éprouva le 28, les prodromes de la fièvre éruptive , elle fut guérie le dixième jour de l'invasion* », page 42, ligne 9. « *Chez Félice, la petite-vérole a été on ne peut plus abondante , plus maligne* », page 44 , ligne 5. Voilà deux choses opposées : notre critique ne veut pas qu'une variole dure moins de 14 jours , page 53. Cependant il avoue , page 42 , que Félice a été guérie dans 10 jours , et il n'en veut pas moins , page 44 , que la même Felice ait eu une variole on ne peut pas plus maligne.

B. Il paraît que la maladie éruptive , qui c'est montrée en 1816, à Montpellier, et dans d'autres villes du midi , chez les vaccinés , n'était autre qu'une variole discrète, ou de *courte espèce*, et l'on voit dans les ouvrages de MM. Bérard et Broussonet qui ont rapporté beaucoup d'observations particulières de cette variole, qu'elle a été absolument de même nature et de même durée que celle de Millau.

P. Il est un fait seulement qu'on n'a pas observé à Montpellier, et qui a été constant à Millau. Ce fait très-digne de remarque, et que nous signalons aux observateurs à venir, consiste en ce que les enfans vaccinés âgés de moins de cinq ans, sont restés pendant notre épidémie, à l'abri de la variole. Sur trois faits contraires rapportés par notre libelliste, page 28, deux sont entièrement controuvés et nous n'avons pris aucune information sur le troisième; car, nous avons vu, M. Visseq et moi, Félice Gui et Victorine Marzial, atteintes de la verolette. Cela est si vrai, que nous refusâmes de prendre leurs noms, en déclarant aux parens, que ces enfans, avaient la petite vérole volante, au lieu de la véritable. Il y a plus, ces trois cas rapportés par le sieur Desmonds seraient-ils exacts, qu'ils ne détruiraient pas la force de l'argument. Car si la varicelle avait pris nos trois cents vaccinés, tous âgés depuis six jusqu'à trente ans, époque de la vie où on l'a voit rarement, les deux tiers au moins des enfans plus jeunes auraient dû en être atteints, puisqu'elle est si propre à l'enfance, de l'aveu de tous les auteurs, que certains même décident (mal à propos), qu'il n'y a que les enfans de deux ans qui y soient sujets. Feronsnous sentir le ridicule de prétendre qu'à la même époque, dans la même maison, dans la même famille, plusieurs enfans aient la variole, et d'autres la variolette ? Quand ils n'ont pas été vaccinés, vous accordez que c'est la petitevérole ? Quand ils l'ont été vous voulez que ce soit la varicelle ? Et que cette varicelle qui est spécialement propre à l'enfance, respecte cependant dans la même maison, et malgré sa propriété éminemment contagieuse, les enfans vaccinés, âgés de moins de cinq ans. Convenez au moins que la varicelle viendrait à vos ordres d'une manière fort commode.

B. On a beau dénaturer vos observations, faire des explications forcées, supposer de nouvelles maladies, votre mémoire n'en prouvera pas moins, comme vous l'ont dit tant de médecins, que la maladie éruptive qui a attaqué les vaccinés à Millau, était une variole bénigne, souvent de courte espèce. A propos des médecins que vous citez, le sieur Desmonds prétend que les docteurs Bringues et Monestier, sont de son avis, et vous dites qu'ils sont du vôtre.

P. Assurément : M. Bringues, secrétaire du comité de vaccine de l'arrondissement de Saint-Afrique, a vu la variole sur les vaccinés, à Millau, et il m'a autorisé à le dire. Quant à M. Monestier, il était dit-on d'un avis contraire au mien, mais la lecture de mon mémoire, l'a ramené sur le champ à mon opinion; il m'a alors avoué qu'il avait vu sept à huit cas d'éruptions semblables aux nôtres, chez des vaccinés; mais que la conviction intime où il était alors de l'infaillibilité de la vaccine, lui avait fait penser que c'était des éruptions particulières, quoique les symptômes fébriles et autres lui eussent souvent donné l'idée de la variole; qu'il voyait bien actuellement que c'était une petite vérole bénigne à marche plus rapide.

(19)

B. C'est que le docteur Monestier est connu, pour un médecin franc et loyal.

P. Et pour un très-bon praticien. Vous savez bien qu'il m'a traité dans ma dernière maladie, contractée aux prisons ; qu'il reçoive ici un témoignage public de ma gratitude, et de ma reconnaissance sans bornes. Je dois les mêmes sentimens aux habitans de Millau pour l'intérêt extraordinaire qu'ils ont eu la bonté de me montrer dans cette circonstance.

B. Et les faits si nombreux, observés en Angleterre et en Allemagne, que vous avez rapportés dans votre premier mémoire, est-ce qu'on ne doit leur ajouter aucune croyance, même lorsqu'ils sont avoués par le comité national Anglais ? le sieur Desmonds n'en dit pas un mot dans sa brochure.

P. Apparemment que ces autorités ne sont pas assez respectables pour mériter l'attention de notre savant. Dans ces pays, on n'a pas voulu *variceller* la variole de courte espèce, qui a paru chez les vaccinés, quoique cette maladie ait été absolument semblable à celle que nous avons observée.

Au reste, pendant ces dernières années, un grand nombre de médecins instruits, du midi de la France, ont vu la variole de courte espèce ou de 8 à 11 jours de durée, chez un grand nombre de vaccinés ; notamment, à Montpellier,

MM. Chrestien, Roucher, Broussonet, Caizergues, Delettre, Roques, Bérard, Delavit : voyez les mémoires de ces deux derniers, page 260 et suiv. Nous savons que beaucoup de gens de l'art ont fait les mêmes observations dans les départemens : certains avouent ces faits, d'autres cherchent à les expliquer par la varicelle, et un plus grand nombre n'ose les faire connaître.

B. Ces autorités d'ailleurs d'un grand poids, sont superflues pour nous, vos inoculations sont si décisives.

P. Il est vrai que ces deux expériences ont coupé court à tous les argumens, et à tous les subterfuges à l'aide desquels on a cherché à nier la nature variolique de la maladie des vaccinés. Si ces deux inoculations n'avaient produit que la fièvre d'invasion, qu'une éruption locale ou même qu'une variole discrète, comme chez Rosalie. Les *varicellans* n'auraient pas manqué de dire, qu'on avait inoculé la varicelle. Mais comment refuser de reconnaître la variole confluente, dont la malade porte des marques si visibles ? aussi a-t-on avoué ce fait, croyant qu'on se tirerait d'embarras en disant que ces varioles ne provenaient pas des inoculations, mais du contact de la variole naturelle : nous allons voir si cette prétention peut soutenir l'épreuve du raisonnement.

Les deux filles Boussugues, Félice et Rosalie,

ont eu la petite vérole le dixième jour de l'inoculation ; ce fait est avoué, parce qu'il n'y a pas
eu possibilité de le contester. Elles reçoivent cette
maladie de la contagion ou de l'inoculation ;
prouvons qu'elles n'ont pas reçu la variole, par
le contact de leur sœur Virginie, qui n'a pas
eu une petite vérole des plus confluentes, *qui
dura quarante jours*, page 42, selon l'exact
rapporteur, mais une variole discrète de douze
jours de durée au plus. Qui ne croirait, d'après
une assertion aussi formelle de notre chirurgien, qu'il a soigné ou au moins vu la malade ?
point du tout, j'ai été appelé seul pour traiter
Virginie. Je viens même de trouver dans mes
notes l'histoire de sa maladie, que j'avais prise
jours par jours pour servir de type de comparaison avec la variole des vaccinés ; la voici :
Virginie Boussugues, âgée de 8 ans, non-vac-
cinée. 1.er Septembre, céphalalgie, fièvre, vo-
missement, etc. 2, Idem. 3, Idem. 4, éruption,
pendant toute la nuit, de soixante boutons au
visage; on en trouve quelques-uns sur les bras et
les jambes, peu sur le tronc, fièvre. 5, beaucoup
de boutons paraissent sur le tronc, fièvre, dou-
leur à la langue et au gosier. 6, boutons plus
gros au visage commençant à blanchir à leur
centre ; éruption commençante, aux jambes,
fièvre; par-tout il y a certains boutons plus avancé
que les autres. 7, boutons gonflés blancs et dé-

primés à la tête et sur les bras : ceux des jambes sont plus gros, mais encore rouges ; pouls un peu fréquent. 8 , boutons purulèns au visage , blanchissant aux extrémités, où ils sont entourés d'un cercle rouge, même état du pouls. 9, pustules commençant à sécher à la tête, mûrissant sur le reste du corps ; pouls fréquent. 10, boutons séchant et saignant à la tête, parce que le malade les arrache en se gratant ; un peu de fréquence dans le pouls. 11, pustules noires à la tête, à moitié arrachées. 12, chute générale des croûtes, pouls naturel. 13, purgation. Cette observation prouve que la variole naturelle ne durait guère plus, chez les non-vaccinés , que chez les vaccinés.

Le 4 Septembre, l'éruption de la variole n'était pas complète chez Virginie, ce qui me décida à inoculer ses deux sœurs , avant la suppuration et la dessication ; car, c'est à cette époque que le miasme variolique se répand aux environs et se communique. D'un autre côté, des expériences nombreuses ont appris, *mémoire de M. Valentin* cité, que la petite-vérole naturelle, ne paraît que le 16.e jour après qu'on en a reçu l'infection. La suppuration ne fut complète chez Virginie que le 9 Septembre : en ajoutant 16 jours, on aurait 25 jours, époque où Félice et Rosalie auraient dû avoir la fièvre variolique, tandis qu'elles l'ont eue le 14. Ces dernières n'ont donc pas pris la maladie de leur sœur Virginie ? Mais, en supposant que nos deux inoculées ayent reçu la maladie soit du dehors , soit dans la maison même; qu'on nous dise donc , ce qui a produit les boutons des piqûres vus tous les jours par notre chirurgien , les pustules varioliques qui se sont montrées le 13, sur le bras non loin des piqûres ou du bouton principal et qui sont, d'après tous les auteurs, l'indice certain d'une éruption générale prochaine; qu'on nous apprenne ce qui a pu causer les douleurs des aisselles, autre signe certain que le virus se porte du bras par les vaisseaux lymphatiques sur les glandes des aisselles. Ce phénomène ne s'observe que dans l'inoculation de la variole : car lorsqu'un sujet reçoit la variole naturelle ou de la contagion, l'éruption n'est pas précédée des pustules aux bras , puisqu'elles commencent par la tête; aussi il n'y a jamais alors des douleurs aux aisselles. En vérité, nous entrons là dans des détails qui nous font pitié à nous mêmes, et bien inutiles pour les médecins : nous ne leur faisons pas l'affront d'en douter; mais quand on voit des gens d'une mauvaise foi si insigne, il faut les mettre dans le cas de ne savoir plus que dire.

Servons-nous encore d'une comparaison. Un homme reçoit un coup violent sur la tête, au su et vu de beaucoup de monde; les traces de sa blessure sont visibles. Il tombe aussitôt dans le délire, la léthargie ou la somnolence; ces symptômes persistent et s'agravent : surviennent les mouvemens convulsifs, les syncopes, la mort. Est-on autorisé à dire que la mort de cet homme est due à une autre maladie, et à nier qu'elle soit la suite de sa blessure ? On inocule deux enfans avec la matière des boutons de la prétendue varicelle ; les boutons commencent à se montrer sur les piqûres, le 3.e jour ; ils grossissent progressivement ; ils blanchissent au temps marqué. La suppuration s'étant faite localement, la matière purulente se communique de proche en proche, d'abord sur le bras où il paraît des boutons blancs de variole , ensuite aux aisselles et dans la masse du sang où elle produit la fièvre : vous voyez tous les symptômes de l'inoculation , puis de l'invasion, qui sont enfin suivis de l'éruption générale au temps marqué, c'est-à-dire, le 10.e jour de l'inoculation et le 3.e de la fièvre. Tous les phénomènes observés sur plusieurs millions d'inoculés, depuis 97 ans, se montrent de jours en jours avec la plus grande régularité, sans qu'il y en manque un seul ; et l'on veut encore nier que l'inoculation ait produit la variole chez nos deux sujets ! Les médecins, le public, seront révoltés de tant de mauvaise foi.

Les enfans qui ont fourni la matière inoculée avaient donc la petite vérole, puisque nul ne peut donner ce qu'il n'a pas ! Les individus n'avaient donc point la varicelle ni une maladie nouvelle

qu'on appelle inutilement au secours de l'amour-
propre blessé. Il faut donc le dire ce mot si dur
à prononcer. *Je me suis trompé :*

Ce mot, j'ai tort, ce mot, nous écorche la bouche.
RULIÈRE, *poëm. des disp.*

Vous vous obstinez ! le public le dira sans vous
et y ajoutera des épithètes. Je ne dis pas le Sieur
Desmonds, mais des médecins instruits, des savans du premier mérite, vingt sociétés de médecine, ne pourraient pas détruire de pareils faits,
ni atténuer la force des conclusions qui en dé-
rivent.

C'est donc inutilement qu'on nierait que nos
trois cents vaccinés aient été atteints de la variole.
Qu'on se retourne donc du côté de la fausse
vaccine. Nous avons dit, et nous répétons qu'on
peut soutenir à la rigueur, que tous nos varioleux vaccinés n'avaient eu qu'une vaccine avortée;
l'on n'a qu'à convenir qu'on s'est trompé pendant
vingt ans, lorsqu'on a cru que les creux laissés
par les boutons vaccins étaient une marque sûre
d'une vaccine régulière, et que la fausse vaccine
ne laissait qu'une simple tache blanche sans
enfoncement. On pourrait attribuer la tache
blanche à une des fausses vaccines, et accorder
que l'autre laisse toujours des cicatrices creuses,
ou qu'enfin le vaccin pris trop tard ou dans
certaines circonstances ne met qu'à démi à l'abri
de la variole. Nous espérons encore que l'on trou-

vera la cause de ces non-succès. Nous le désirons pour le bien de l'humanité et dans notre propre intérêt ; car nous avons deux enfans vaccinés. Notre espoir est d'autant plus fondé, que sur environ deux cents individus vaccinés par nous, principalement dans les bonnes maisons de la ville, nous n'en avons vu qu'un qui ait été atteint par l'épidémie, et qu'il est de fait que, par-tout comme à Millau, ce sont principalement les individus vaccinés par les personnes les moins instruites, qui ont été pris de la variole.

B. Il est cependant difficile de croire que tant de médecins recommandables en Angleterre, en Allemagne et en France, se soient trompés, lorsqu'ils assurent avoir vu une vaccine véritable, ne pas mettre à l'abri de la variole.

P. Je conviens de cette difficulté, je dis de plus que, s'il y a un cas bien avéré de variole après la vaccine, on doit craindre qu'il en survienne mille.

B. Il paraît toujours évident qu'il reste quelque chose à découvrir, relativement à la vaccine.

P. Pourquoi donc persécuter les médecins (1)

(1) On avait résolu d'empêcher la publication de notre mémoire sur l'épidémie variolique. Les cinq exemplaires sont restés près d'un mois à la Préfecture, avant qu'on se soit décidé à en accorder le reçu, au moment où j'allais adresser mes plaintes à la chambre des députés : qu'on dise encore que les chambres ne sont bonnes à rien ?

qui font toutes sortes de sacrifices pour l'utilité de cette découverte. Ne serait-il pas plus sage de recueillir avec soin et sans prévention les faits nouveaux ou les exceptions qui peuvent se présenter relativement à la vertu préservative de la vaccine, que de refuser toute croyance à des observations qui peuvent nous faire trouver quelque jour ce *criterium* de la vérité qui nous manque ?

B. Encore un mot sur le savant rapport : à la page 60, on vous somme de dire quelles sont les deux variétés de vaccine fausse ou bâtarde.

P. Je vais apprendre au d.r privilégié (si toutefois il est possible d'apprendre quelque chose à un savant de cette force) que s'il veut acheter ou se faire prêter quelque livre de médecine ou de chirurgie, il trouvera dans tous la description de ces deux variétés de vaccine irrégulière ou fausse, notamment dans la nosographie de M. Pinel, dans le manuel d'Authenac, dans le traité de Capuron sur les maladies des enfans, pag. 261 et 262 ; voire même s'il était permis de lui en parler dans mon dictionnaire de médecine, article *vaccine*.

B. Oh oui ! votre dictionnaire, il vous l'envoie impitoyablement chez l'épicier.

P. Nous concevons que ce livre l'embarrasse ; encore plus son auteur ; sur-tout quand il saura qu'il sert dans ce moment de guide pratique à plus de douze cents médecins ou chirurgiens. Il est vrai que ce doit être autant d'ignares, et s'il

a jugé que l'ouvrage doit servir à plier du poivre ;
tout est dit, il ne peut plus s'en sauver.

B. Enfin, après avoir entièrement dénaturé les
faits de votre opuscule, et en avoir avancé eux-
mêmes cent de tout à fait controuvés, les critiques
désespérés de n'y trouver plus rien à mordre, se
sont exercés sur les mots effacés à la main ; ils
ont ensuite cherché des fautes dans les épreuves,
puisqu'ils supposent que vous avez mis *épuration*
et *internes*, page 58, tandis qu'il y a en belles-
lettres, intenses, page 70. Quant au mot épuration, il n'existe pas dans toute la brochure.

P. Voilà, en effet, l'exemplaire qui a servi à la
critique, où se trouvent les notes mises en marge
de la main des correcteurs ; il y a, en caractères
très-nets, intenses, page 70. Nous faisons le défi
de nous présenter un seul exemplaire où ne soient
pas ces mêmes mots : que de bienveillance et que
de bonne foi de la part de MM. les correcteurs !

B. Vous voulez faire lire des livres au savant
d'inspiration ; ma foi, je vous en défie. Il tâche
dans ce moment de persuader à ses *innocentins*
que la science est inutile, qu'il ne s'agit que de
pratiquer ; et pour vous parler franchement, je
crois qu'il a raison.

Je vous ai entendu dire que vous aviez étudié
pendant dix ans le latin et dix ans la médecine,
sans compter vos lectures continuelles depuis
vingt-cinq ans que vous pratiquez, et que cepen-

dant vous vous aperceviez tous les jours que vous ne saviez pas grand chose.

P. Il est vrai; comment ne le dirai je pas, lorsque Montaigne, un des hommes les plus instruits de son siècle, répétait sans cesse : *que sai-je !*

B. De plus, vous dépensez beaucoup d'argent en livres et en journaux de médecine. Je dis comme notre chirurgien : à quoi cela sert-il ?

P. A quoi cela sert-il, malheureux ? à porter la lumière dans l'art si difficile de guérir, et où l'on trouve si souvent l'occasion de répéter le *que sai-je* de Montaigne. Apprenez que plusieurs auteurs fameux ont dit que le médecin le plus instruit était, toutes choses égales d'ailleurs, le meilleur médecin ; et que l'illustre Fouquet nous répétait chaque année dans son cours de clinique, *que le médecin sans principes* ou sans instruction était un aveugle placé au lit d'un malade, et frappant à tort et à travers de son bâton, tantôt la maladie, tantôt le malade.

B. Que m'importe à moi de pâlir sur les livres ! L'essentiel n'est pas de savoir, mais de persuader au public que l'on sait, et ce qui est singulier, quoiqu'il y ait beaucoup d'aveugles dans ce public, j'ai toujours vu qu'il ne se prenait que par les yeux. Souvenez-vous du jour où, passant dans la rue droite, vous sourîtes à la femme d'un chapelier qui disait à sa voisine : comment, celui-là est médecin ! il n'en a pas l'air *(n'o pas l'airé).*

Toute l'histoire du peuple est dans la réponse de cette femme. Je me propose donc d'avoir bien l'air médecin, et médecin très-occupé ; voici de quelle manière.

D'abord je me mettrai magnifiquement ; je dirai par-tout que je suis médecin ; et à force de le dire, il y aurait bien du malheur si quelqu'un ne le croyait pas : je passerai matin et soir dans les rues de la ville, la canne en avant, ayant l'air très-pressé ; je m'arrêterai au coin des rues les plus fréquentées ; je sortirai une liste d'une quarantaine de malades au moins, pour me les rappeler ; j'aurai constamment une liste toute aussi longue sur la table de ma chambre. En entrant chez les malades, je m'empresserai de m'assoir ; en vérité, je suis harassé, je n'en puis plus ; encore si j'avais fini ! Je viens de chez Mad.me, de chez Mons.r, etc. ; on m'attend chez Mad.me Mad.me, etc. Ma foi, qu'ils attendent ; je ne puis pas me tuer. Si l'on demande un médecin, je dirai que je réponds du malade ; si on persiste ; eh bien qu'on aille en chercher un à la campagne. Est-ce qu'il y a de meilleur médecin que moi en ville. Vous voyez bien que par ce moyen, je conserverai le malade, et que le médecin étranger que je ferai appeler ne pourra que dire que mon traitement était bon.

Vers le milieu du jour et le soir, je me tiendrai constamment dans un café ou dans un salon bien fréquentés, où je parlerai sans cesse de mes cures et des maladies avec ce ton tranchant et d'assurance, qui prouveront que je ne doute de rien ; que je ne mens jamais, sur-tout ; et cependant (soit dit entre nous) je me propose de mentir un petit peu : une centaine de fois par jour seulement. Je, j'ai, j'ai fait, j'ai guéri. Je veux être tout, avoir fait tout, et ne rien laisser aux autres. Croyez-vous qu'avec des manières aussi décidées on ne m'accordera pas quelque talent ?

P. Avec ces manières-là, vous passerez pour le plus effronté charlatan qui ait jamais existé, et il ne vous manquera plus que de monter sur les traiteaux.

B. Pourquoi monter sur les planches, quand je pourrai donner cent représentations par jour en ville ? Je ferai en détail ce que les bateleurs font en gros.

P. Je vous dis que les gens instruits hausseront les épaules de pitié ou d'indignation.

B. Que m'importe, si je parviens à aveugler, à éblouir le plus grand nombre. J'ai lu quelque part la conversation du fameux médecin Méad avec un charlatan qui se tenait dans la rue la plus fréquentée de Londres. Le médecin lui représentait qu'il était impossible qu'on eut confiance en lui. L'empirique répondit : combien croyez-vous qu'il passe d'hommes par jour dans cette rue ? Vingt mille environ. —— A quelle quantité estimez-vous le nombre de ceux qui jouissent d'un

Sens droit et d'un jugement sûr..... Cinq cents ? La proportion est évidemment trop forte.... Cent, le nombre est encore exagéré ; ils conviennent enfin de l'évaluer à dix. Laissez-moi, dit alors le charlatan, lever sur les dix-neuf mille neuf cent quatre-vingt-dix, le tribut qu'ils me doivent ; je ne m'oppose point à ce que les dix autres vous accordent une confiance certainement bien méritée.

P. Fort bien, Monsieur l'aspirant !

B. Mais l'habit, Monsieur, l'habit, c'est là l'essentiel. N'avons-nous pas vu pendant plusieurs années, à Millau, un homme qui portait un habit bleu à collet rouge ou noir, brodé en or. Il ne quittait jamais cet habit. Aussi, comment le peuple contemplait son savoir ! Cet habit là lui donnait mille écus de rente ; et j'en connais des plus hupés qui usaient de son secret pour certains rhumes.

P. Oui, il traitait les *catarrhes inférieurs*, et il ne donnait pas moins, à chaque galantin, de trois mille pilules métalliques.

B. Ah ! ah ! j'y suis. J'ai servi comme pharmacien à l'armée d'Espagne, je porterai un habit tout au moins de médecin en chef d'armée ou plutôt de général, tant j'y ferai mettre de broderies ; car, comme le proverbe dit, quand on prend du galon, on n'en saurait trop prendre.

P. Très-bien, Monsieur le comédien !

B. Je tracerai toutes mes ordonnances en caractères médicaux ou en chiffres.

P. Et cela, afin qu'un chiffre plus ou moins
allongé fasse prendre des onces pour des gros.

B. Ah! si je pouvais les écrire en latin! c'était
le bon temps que le temps passé où la moindre
femmelette ne pouvait pas demander le pourquoi
et le comment d'une prescription de remèdes; et
puis, comme cela vous sentait la science!

P. C'est-à-dire, que la science vous plaît, mais
non pas le savoir ; et vos malades comment s'en
trouveront-ils ?

B. Si mes malades meurent, croyez-vous que
je reste court. Si c'est un enfant, il avait le croup;
si le malade toussait ou était un peu pâle, il était
poitrinaire; s'il meurt avec la fièvre, c'était une
fièvre maligne. Après des *mots* aussi incurables,
les parens, le public, auront-ils rien à dire ?

Je reprends les anciennes dénommations des
remèdes. Si je prescris un sel, ce sera toujours de
l'*arcanum duplicatum*, du sel Alembroth ou du
sel de Scheidschutz.

P. Voilà, en effet, des mots faciles à prononcer
et bien doux à l'oreille. Mais vous ne parlez jamais
que médecine ; M.r l'empirique *in fieri*, et la
chirurgie ?

B. La chirurgie, Monsieur ! Je dédaigne la
chirurgie : je veux être médecin; j'en prendrai le

titre, sur-tout les manières, et cela en dépit de toutes les Facultés de l'univers.

P. Mais si M.^r le Procureur du roi s'en mêlait par hasard. Je vous en avertis; il n'y a pas moins de mille francs d'amende , art.^e 36 de la loi de Bonaparte, que vous avez cité.

B. D'ailleurs, je ne vous cache pas que la chirurgie n'est pas commode pour en imposer sur son savoir : une luxation mal réduite, une opération qui ne réussit pas, un bras mal arrangé, etc.; toutes ces choses sont des témoins incommodes qui vous restent là toute la vie, et il n'y a pas moyen de donner le change au public. Mais dans la médecine : ma foi, vive la médecine ! C'est là que l'on peut tout faire impunément.

P. Oui , avec un *terra ocultat*.

B. Qu'est-ce que cela veut dire, Monsieur ?

P. Cela veut dire ce que disait Basire, que la terre s'empressera de couvrir vos bevues.

B. Et la vaccine, Monsieur ! Croyez-vous qu'avec les dispositions que j'annonce , je ne serai pas membre du Comité quelques jours; je prendrai alors le titre de médecin vaccinateur. Oh ! quel bruit je vais faire au Comité ! je ne veux pas que personne y dise un mot, que pour voter des récompenses à mon zèle.

Mais aussi, quels rapports ! oh ! quels rapports vous allez lire ? Je veux les remplir entièrement de *prodromes* et d'*animalies* ; enfin, je veux les

rendre si savans, que personne n'y comprenne
rien. J'y glisserai même quelques mots de latin,
mais j'aurai soin d'en faire corriger les épreuves
par M.^r le Curé ou par quelque homme en place.

Je ferai des proclamations qu'on affichera par-
tout ; enfin, je serai le Comité à moi seul.

P. Et les autres médecins du Comité, Monsieur
l'*omnis homo* ?

B. Je ne leur ferai pas l'honneur de les compter
pour rien ; aussi, seront-ils bientôt forcés de me
laisser le champ libre. Je donnerai, en un mot,
des rapports aussi exacts que le sixième du très-
véridique chirurgien.

P. *Optime.* Vous deviendrez un homme fameux....
en menterie.

B. Si je deviens chirurgien ou apothicaire, ou
employé des prisons ou de l'hospice, je mettrai
en tête de mes proclamations, de mes rapports,
de mes certificats : *le docteur soussigné, chargé
du service de santé de la maison d'arrêt et de
l'hôpital, etc. etc.* Je ne signerai jamais que docteur en *um*..... Qui pourra douter, après cela,
que je ne sois médecin, et que je ne traite les
malades de ces deux établissemens ! Cependant,
je n'irai jamais ou bien rarement ; je laisserai le
médecin bénévole de ces asiles de la misère,
humer à son aise les miasmes putrides et malins
qui s'en exhalent. Je ne m'arrogerai pas moins
tout le bien qui s'y fera, particulièrement tous

les traitemens, si je puis; et je pourrai, car mes moyens sont vastes. Je n'ai pas le temps ni l'intention de vous les faire connaître.

P. Mais les autorités constituées; M.r le Préfet que vous aurez induit en erreur sur votre compte, ne sauront-ils jamais la vérité? quelle ne sera pas alors votre chute?

Le médecin consentira-t-il d'ailleurs à être le serviteur très-humble du chirurgien qui doit être à ses ordres; à faire tout le travail, à prendre toute la peine, à courir tout le danger pour vous procurer un bénéfice simple, considérable, aux dépens de ses honoraires.

B. Ne faudra-t-il pas que je sois récompensé de mon zèle pour la propagation de la vaccine?

P. Et des rapports tout à fait véridiques que vous ferez et que vous voulez rendre si savans, en y plaçant, sans rime ni raison, tous les termes de l'art du dictionnaire médical; moyen sûr, d'ailleurs, de se faire entendre du public qui vous lira, et de *le détromper des insinuations perfides des anti-vaccinistes.*

B. Que m'importe, pourvu que j'aie l'argent! Pour en avoir davantage, quoique je n'aille faire aucun service à l'hospice et que je laisse ce soin aux Sœurs hospitalières, qui appliqueront les sangsues, panseront les vésicatoires, etc. Je ne manquerai pas de m'y rendre, quand le médecin y aura contracté une bonne fièvre maligne; j'aurai soin de noter amplement tous les jours de son absence, afin de lui attraper plus d'un tiers de son traitement à la fin de l'année.

P. Et le médecin qui va tous les jours de l'année à l'hospice, s'il note vos absences de son côté, vous risquez bien de voir votre traitement réduit à o, à la fin de l'année.

B. Oh que non ! vous voyez bien que le chirurgien actuel de l'hôpital pratique tout ce beau manége-là ; que tout lui réussit, et qu'il perçoit annuellement quatre cents francs de traitemens des prisons et de l'hospice sans y rien faire, tandis que vous qui prenez toute la peine et courez tous les dangers, n'avez pas seulement cent francs d'honoraires.

P. Il est vrai ; et ce qu'il y a de plus révoltant, c'est que par-tout ailleurs le traitement du médecin est au moins double de celui du chirurgien. A Rodez, par ex., le médecin a 900 francs d'honoraires et le chirurgien 300 fr. seulement. Mais aussi, je ferai ma démission l'année prochaine, si on n'y met ordre. Les habitans de Millau sauront que j'y ai été contraint à force d'injustices et de tracasseries, sans parler des injures que me dit le chirurgien, qui, à la vérité, m'honorent dans sa bouche.

B. Comment ! après avoir pris au médecin ses traitemens de l'hospice et des prisons, et ne lui avoir laissé que la fièvre maligne ! je pourrai, s'il en réchappe, le baffouer, l'insulter tout à mon aise au nom du Comité de vaccine ! Mais, c'est charmant !

P. Pourvu que cela dure.

B. Si le médecin se retire, je me ferai nommer peut-être à sa place. Je sais par expérience qu'il ne faut qu'oser.

P. Oui ! *Audaces fortuna juvat.* Ma foi, je voudrais voir cela pour le complément de la chose et des matériaux de mon nouvel ouvrage, qui aura pour titre : *Martyrologe médical et chirurgical, etc.* Vous m'avez bien l'air de fournir plus d'un chapitre à ce livre.

B. Monsieur; y mettrez-vous des épigrammes? Au reste, je ne serais jamais si mal-adroit que de donner occasion aux malins d'en trouver une dans l'épigraphe de mes rapports, comme a fait le secrétaire du Comité, en remplissant le sien d'hyperboles. J'avais résolu de les compter et de les marquer par un numéro; mais le rapport m'a donné tant de rapports (1), que j'ai été forcé de m'arrêter au n.º 5o, et avant d'être au tiers de l'ouvrage. Je vais donc me borner à vous faire connaître une des petites inexactitudes du plus grand et du plus véridique des vaccinateurs : par une, vous jugerez des autres.

____

(1) Nausées.

P. Si vous saviez le latin, Monsieur, vous diriez avec Virgile. . . . . *Ab uno*
   Disce omnes.

B. On n'a pas oublié que le Sieur Desmonds est secrétaire du Comité de vaccine ; ce qui serait difficile avec tout le bruit qu'il en fait. Tout autant d'assemblées du Comité, tout autant de rapports et tout autant de demandes de récompenses pour le précieux secrétaire. A la fin de chaque année, son exact rapport finit par ces mots ronflans : « *J'ai la satisfaction de vous annoncer qu'il ne reste plus en ville un seul sujet à vacciner* ». Telles furent notamment les conclusions du rapport de 1816. Voilà donc le Comité et les autorités bien rassurés contre toute épidémie de variole. Qu'arrive-t-il ? La petite-vérole paraît à Millau en 1817. Cela ne peut pas être ! En conséquence, rapport au Comité assemblé en juillet de cette année, qu'il n'y avait pas de petite-vérole, que c'était une maladie nouvelle : sourire de ma part, et offre faite au Comité d'envoyer quérir sur-le-champ quatre ou cinq enfans que je soignais à l'hospice et qui en étaient encore couverts ou en portaient les marques. Il fallut bien se rendre enfin, quand la mortalité fut effrayante dans la ville. Récapitulons.

Point d'individus à vacciner au commencement de 1817.

Combien d'enfans nés, cette année, à Millau ? Le registre de l'état civil donne . . . . 308.

Combien y a-t-il eu de ces enfans vaccinés, avant d'être atteints par la variole naturelle ? Point de la part de MM. Rivemale et Pougens, médecins vaccinateurs. Combien du fameux secrétaire ? Point, sans doute, ou un nombre très-petit, puisqu'il dit, page 4, que dès le commencement de l'épidémie, *il ne fut plus possible de vacciner.*

Combien y a-t-il eu d'individus non-vaccinés pris de la petite-vérole en 1817 ? Un commencement de recensement a donné, ci. . . . . . 410.

On doit au moins doubler ce nombre, d'après les raisons que nous avons données, p.   ci. . . 820.

Plus à l'hospice avoués, p. 37, ci . . . . . 33.

Plus, vus par moi en juillet, ci. . . . . . 20.

Mort de la variole en ville, ci . . . . . . 135.
Sans compter ceux de l'hôpital et les enfans qui restent à vacciner ; car nous allons procéder à la vaccination de plusieurs, et ce sera notre réponse au reproche d'anti-vacciniste.

Voilà donc qu'il restait à vacciner, à la fin de 1816, d'individus, ci. . . . . 1008.

Ce qui joint au nombre de . . . . 1664, que le Sieur Desmonds a vaccinés en 1817, d'après sa déclaration faite à la mairie, forme un total de 2672 individus qui restaient à vacciner à la fin de 1816. L'hyperbole mise par le célèbre vaccinateur, dans son rapport de 1816, n'a été, en conséquence, que de. . . . . 2672.

P. Je m'en vais vous prouver que notre rhétoricien

a mis toutes les années des hyperboles tout aussi belles dans ses rapports faits au Comité ou à M.ᵣ le Préfet. Vous saurez que chaque médecin vacci-nateur reçoit annuellement de la mairie un tableau imprimé fourni par M.ʳ le Préfet et divisé en douze colonnes, contenant la date, les lieux des vaccinations, noms, prénoms, âge, demeure, etc. etc. L'on sent facilement l'utilité d'un pareil tableau et combien il est essentiel qu'il en reste un double à la mairie pour le consulter au besoin. Chaque médecin vaccinateur est donc obligé de remettre tous les ans le tableau garni des enfans qu'il a vaccinés, ce tableau est conservé en original à la mairie. Notre rapporteur, dont on connaît déjà la véracité, en était, le 11 juin 1816, d'après son aveu, au n.° 4074 de ses vaccinations, ce qui joint aux 1664 vaccinations de cette année forme le nombre de 5738. Nous étant présentés à la mairie pour consulter les tableaux, afin de savoir si certains sujets avaient été vaccinés, on nous a montré tous les tableaux des vaccinations faites depuis dix ans à Millau. Quel n'a pas été notre étonnement d'y voir que le nombre des vaccinés ne se porte qu'à 136 pour 1816, et à 3 pour 1817. En supposant que le sieur Desmonds a fait toutes ces vaccinations, on a le nombre de. . . . 139, qui étant déduit de 5738, laisse un déficit de 5599 dans les vaccinations de notre exact rapporteur. Sur 5738, une hyperbole de 5599 n'est pas mal.

Vite! un prix et un grand prix au plus grand et au plus véridique des vaccinateurs.

B. Croyez actuellement, si vous le pouvez, que l'épigraphe mise au frontispice du sixième rapport : *le premier devoir de l'homme c'est d'être juste et vrai*, n'est pas une épigramme? Ma foi, Martial n'en a pas de si bonnes. Et le morceau suivant, page 12, y a-t-il épigramme ou antiphrase? *On peut y ajouter la plus grande confiance, elles sont empreintes du sceau de la vérité, de l'impartialité et de l'exactitude : j'en donne pour garant mes principes.*

P. Ses principes! *risum teneatis.....*

B. Personne n'a cru que le Comité de vaccine, composé de membres aussi honorables et aussi bien élevés, ait voté, le 27 janvier, l'impression d'un rapport qui est un véritable libelle contre un de ses membres.

P. Et l'on a eu raison de ne pas le croire : 1.º au 27 janvier 1818, ma brochure n'était pas imprimée; par conséquent, le Comité ne pouvait pas dire page 70, *que la brochure avait altéré.....* je ne sais quoi; car on n'y comprend rien. 2.º Les huit lignes composant l'extrait du procès-verbal de la séance du Comité, sont d'une trop belle rédaction pour ne pas appartenir à notre savant, qui est cependant trop modeste pour avoir voulu rédiger lui-même les éloges donnés à son rapport, et les certifier après. 3.º Enfin, nous avons un

extrait de ladite séance certifié conforme au registre, par M.r Dulac, Sous-Préfet et Président
du Comité, où il est dit, que le Comité *a voté
l'impression du rapport en engageant toutefois
M.r Desmonds à supprimer quelques personnalités
dirigées contre le docteur Pougens*. Au lieu de
supprimer les personnalités, il a fait un nouveau
mémoire ou plutôt un libelle contre moi ; il y a
inséré la moitié de ma brochure : celle-ci n'exis-
tait pas, lorsque le Comité s'est assemblé et a
voté l'impression du rapport. Il est donc prouvé
que le Comité n'a eu aucune connaissance du
nouvel ouvrage du Sieur Desmonds; celui-ci n'en
a pas moins mis à la fin de son libelle, que le
Comité en a voté l'impression.

B. Voilà donc un faux des plus patens commis
par le secrétaire du Comité.

P. Qu'on me reproche encore, si l'on ose, de ne
pas aller au Comité approuver par ma présence
des rapports aussi médicaux, aussi véridiques, et
des choses aussi belles !

B. A quand le martyrologe ?

P. En voilà bien assez pour cette fois.

P. S. L'année passée et cette année, dans toute la contrée
qui avoisine *Salescuran*, on a vu presque tous les individus,
précédemment vaccinés, atteints de la petite-vérole Le docteur
Castan, médecin-vaccinateur aux Sales, en recueille la note;
il m'a dit qu'il en avait déjà vu plus de deux cents, et l'épidémie variolique y continue ses ravages.

F I N.

De l'Imprimerie de J. G. TOURNEL, 1818.